CONTRIBUTION A L'ÉTUDE

DES

MALADIES DU FOIE

PAR

LE Dr BOUCAUD

Médecin de l'Hôtel-Dieu de Lyon.

Lu à la Société nationale de Médecine de Lyon

LYON

ASSOCIATION TYPOGRAPHIQUE

T. GIRAUD, rue de la Barre, 12.

1882

CONTRIBUTION A L'ÉTUDE

DES

MALADIES DU FOIE

PAR

LE Dr BOUCAUD

Médecin de l'Hôtel-Dieu de Lyon.

Lu à la Société nationale de Médecine de Lyon

LYON

ASSOCIATION TYPOGRAPHIQUE

T. Giraud, rue de la Barre, 12.

1882

MALADIES DU FOIE

Dans un premier paragraphe j'exposerai quelques cas d'altération du foie ayant donné lieu à des difficultés spéciales de diagnostic.

Tumeurs. — Parmi les tumeurs du foie j'ai rencontré un cas de pédiculisation du foie atteint de cancer. Je passerai rapidement sur ce fait publié déjà par le *Lyon Médical* du 18 décembre 1881, bien que la lecture de Frerichs ne contienne pas un fait semblable dans son chapitre si complet (Difficultés de diagnostic dues aux différences congénitales ou acquises de configuration du foie).

Pédiculisation d'un foie cancéreux. — Chez une cachectique qui entra six jours avant de mourir d'un cancer du foie que la palpation et la percussion faisaient facilement reconnaître, on trouva à droite de l'ombilic une tumeur mobile et fluctuante. Sa mobilité dans le sens latéral, sa fluctuation, auraient porté à admettre toute espèce de tumeur si l'on n'eût tenu compte de l'affection bien évidente constatée dans l'hypocondre droit. A l'autopsie, le foie était criblé de tumeurs cancéreuses, et de sa face inférieure, dans la fossette située à droite de la vésicule biliaire se détachait un pédicule long de trois centimètres, large comme quatre doigts. A ce pédicule était suspendue une tumeur du volume d'une grosse pomme. Formée de tissu cancéreux ramolli, cette tumeur était fluctuante et son pédicule lui permettait une mobilité latérale.

Il s'agissait ici d'un cancer du foie primitif, l'examen des organes abdominaux a été complet.

Si, dans ce cas, on a rattaché au foie malade, par induction, une tumeur qui lui paraissait étrangère, nous possédons un cas où la palpation n'a pu saisir du vivant une tumeur de la face inférieure du foie que l'ensemble séméiologique faisait non-seulement rechercher, mais affirmer.

Kyste, imperceptible par sa mollesse, de la face inférieure du foie. — Le 30 mai 1881 nous trouvâmes au n° 7 de la salle Sainte-Marguerite un malade de 60 ans, ictérique, dans un grand état de dépérissement et d'affaissement. La diarrhée fétide fut constante chez ce malade dont les jambes étaient infiltrées ; point d'épistaxis, point de purpura. L'urine ictérique n'était pas albumineuse, le pouls accéléré, très-petit ; le ventre ballonné avec un peu d'ascite. Impossible de trouver ni tumeur ni empâtement, et la palpation ne fait naître aucune douleur. Jamais d'accès douloureux et d'exaspération fébrile. La matité hépatique était manifestement diminuée d'étendue. Bien que n'ayant pu saisir un empâtement au voisinage des voies biliaires, on ne pouvait écarter l'idée que le foie était atrophié par défaut d'excrétion de la bile. Une tumeur quelconque, comme Fre-.

richs en cite, comme j'ai pu en voir un cas, alors que les voies biliaires sont comprimées par un cancer, amène à la longue, avec la rétention du liquide sécrété, l'atrophie de l'élément sécréteur.

A l'autopsie, le péritoine contenait un peu de liquide ascitique jaune, mais transparent, sans pus, sans fausses membranes. Le pylore et le tube digestif étaient sains. A la face inférieure du foie, derrière les voies biliaires, la main rencontre une poche de kyste hydatique très-molle. Cette poche contenait une masse tremblottante et glissait dans les doigts qui voulaient la saisir. Le foie, très-diminué de volume, déjà ramolli, était très-jaune, il ne contenait ni pus ni concrétion biliaire. La vésicule était pleine d'un liquide noir sans calcul. Ainsi, il y avait bien rétention du fluide sécrété et atrophie de la glande, mais une tumeur, si molle qu'elle était imperceptible, avait suffi à produire cette compression.

Abcès du foie affirmé par la réaction hémaphéique de l'urine. — J'ai eu l'occasion de diagnostiquer et examiner un abcès de cet organe qui était circonscrit à cette glande. Dans un tableau de *Rouis* cité par Frerichs, sur 162 cas d'abcès hépatiques terminés par la mort, il y en eut 96 chez qui la suppuration était restée parquée dans le siège primitif. L'autopsie fait reconnaître des abcès du foie restés latents; cinq fois cette suppuration n'avait donné lieu à aucun symptôme sur 143 cas cités par le même auteur. Si l'abcès du foie que j'ai observé en 1881 était resté circonscrit à l'organe et ne présentait pas de symptômes douloureux, il s'était décelé par des symptômes suffisants.

Je reçus, le 9 mars 1881, au n° 17 de la salle Sainte-Marguerite, un voyageur de 40 ans atteint de fièvre intermittente irrégulière. Il fut atteint deux ans auparavant, en Algérie, d'une dysenterie qui dura plusieurs mois. Il a voyagé dans toute la France sans séjourner dans des pays marécageux, et habité des localités saines, depuis deux mois qu'il souffre de sa fièvre. Les accès avec les trois stades sont aussi intenses que ceux d'une intermittente, mais surviennent sans périodicité. La peau est très-pâle, mais on ne trouve ni teinte grise ni teinte jaune, et les sclérotiques sont blanches. Il y a un grand amaigrissement et les forces font défaut. Jamais de coliques hépatiques. Augmentation de la matité du foie perçue par la percussion du thorax sans que l'organe dépasse les fausses côtes. Il y a de l'anorexie, des alternatives de diarrhée et de constipation, un léger ballonnement sans ascite. La chaleur fébrile persiste plusieurs heures après les accès. Pas d'hémorrhagie par aucune voie, ni de purpura. L'urine foncée ne contient ni albumine, ni matière colorante jaune, mais l'acide nitrique donne la boue noire de l'urine hémaphéique. L'affection du foie consistant en un abcès fut diagnostiquée malgré l'absence de douleur locale, bien qu'on ne trouvât jamais ni œdème local, ni empâtement, ni saillie des espaces intercostaux. Mon savant collègue M. Bouveret avait, dans ce service, en mon absence, guéri un abcès du foie ; aussi désireux d'intervenir, les examens furent répétés sans que je puisse trouver un point de la région hépatique vers lequel cet abcès profond parût se diriger. Un abcès du centre de l'organe proéminent du côté du diaphragme fut le diagnostic, qui obligea de renoncer à une intervention active.

L'autopsie faite le 5 mai nous donna un foie relié au diaphragme par quelques adhérences molles situées au centre de sa face convexe. Les dimensions étaient : diamètre transverse, 0,32 ; antéropostérieur, 0,22 ; vertical, 0,10. L'abcès, très-saillant à la face convexe du lobe droit et surtout à son centre, était près de s'ouvrir. Il s'écoula, à l'ouverture, plus d'un litre de pus épais provenant du centre même du lobe droit. Les bords de l'organe et le lobe gauche ont seuls échappé à la suppuration qui a détruit presque tout le tissu glandulaire, les portions de la glande qui avaient échappé à la suppuration sont à l'état de dégénérescence graisseuse. Le caractère hémaphéique de l'urine a beaucoup contribué à me faire affirmer l'abcès du foie chez ce sujet qui ne souffrait pas de cette région et n'offrait aucun symptôme local important. Le catarrhe intestinal pouvait bien être attribué à cette fièvre intermittente. Le siège de l'abcès, qui du centre de l'organe se dirigeait vers la face supérieure en respectant les bords du foie, explique le défaut d'empâtement de tous les points de cette région, et la tendance qu'avait cet abcès à s'ouvrir dans le thorax si la vie eût été longtemps compatible avec une destruction de la plus grande partie du foie. Cette ouverture de l'abcès allait s'accomplir du côté de la poitrine, par ulcération du parenchyme détruit par la suppuration.

Anémie pernicieuse. — Nous trouvons légitime le rapprochement de l'anémie pernicieuse et des affections hépatiques, parce que les fonctions du foie sont troublées dans cette anémie, peu connue dans sa pathogénie, assez connue dans son individualité pour que son pronostic s'impose grave à tous les observateurs. Cette affection peu répandue dans nos pays a une prédilection pour la femme grosse ou accouchée, ce qui impose à l'esprit un certain rapport avec l'ictère grave.

Thérèse L..., de Monteux (Vaucluse), âgée de 37 ans, domiciliée à Lyon, rue Sainte-Jeanne, est entrée le 30 mars

1880 aux Deuxièmes-Femmes. Cette femme, très-pauvre, a deux enfants vivants et a fait, il y a six semaines, une fausse couche au terme de cinq mois. Elle a bien un mari, mais aliéné et interné. On remarque sa pâleur et la faiblesse de sa voix, qui est tremblante. Elle avait, depuis sa fausse couche seulement, des troubles digestifs et une douleur à l'hypogastre. Le ventre sans tympanite ne présente aucun empâtement. Les douleurs sont spontanées sous forme de coliques et siègent surtout sur le trajet du côlon. Anorexie, diarrhée abondante, pas de métrorrhagie, quelques pertes d'un blanc jaunâtre. Le toucher, le spéculum ne décèlent que quelques petites ulcérations du col, sans phagédénisme et sans engorgement aucun. On fit néanmoins un traitement local et des injections phéniquées. On chercha à sustenter cette malade par de bons aliments, de l'alcool, mais elle refuse tout. Les toniques, les antidiarrhéiques échouent.

Le 5 avril elle se plaint d'avoir eu des frissons toute la nuit, et nous lui trouvons, pour la première fois, les sclérotiques très-jaunes. Les coliques ont diminué, mais une douleur assez vive de l'hypocondre droit s'irradie dans l'épaule droite. A la palpation, à la percussion, le foie ne paraît pas augmenté de volume. Les urines sont très-claires et, traitées par AzO^5, donnent un précipité qui après douze minutes devient très-vert.

6 avril. La dépression a augmenté depuis de violents frissons pendant la soirée. L'ictère est aujourd'hui très-accusé, le pouls est concentré, la respiration anxieuse, même caractère des urines. Mort. Nous avons donné de la quinine, mais nous passons sur les moyens employés, pour ne pas allonger l'observation.

Autopsie le 7. Les pièces anatomiques portées à la Société

des sciences médicales furent présentées à M. le professeur Renaut.

Le péritoine est sain, les organes génitaux étudiés à l'aide de nombreuses coupes ne présentent aucune trace de suppuration. La rate un peu augmentée n'offre pas d'infarctus. Point de coagulation dans les cavités du cœur, dont le myocarde est sain. Pas d'ulcération de la muqueuse gastro-intestinale, quelques adhérences pleurales unissent au diaphragme la face inférieure du poumon droit. Le foie très-décoloré est exsangue, jaune et très-diminué de consistance. Il ne présente du reste ni abcès ni calcul biliaire.

L'anémie pernicieuse, assez rare pour que la table des travaux de notre Société n'en présente aucune trace dans les deux dernières années, est un sujet d'étude. La gravité de son pronostic, sa prédilection pour la femme grosse ou accouchée, le défaut de lésion anatomique bien spéciale, telles sont les seules notions bien connues sur cette affection dont le diagnostic se fait encore par exclusion. Je crois donc devoir livrer à la publicité un second cas que j'ai observé plus récemment. Il s'agit encore d'une accouchée de deux mois, mais l'affection remontait à sa grossesse.

Le 27 septembre 1881, Mme Fister, ouvrière en soie, 25 ans, domiciliée à Tenay (Ain), entre dans ma salle.

Elle s'est toujours bien portée, fut réglée à 13 ans, et a eu trois couches heureusement terminées, dont une il y a deux mois. Pendant les six derniers mois de cette grossesse, la malade, anorexique, se nourrit très-irrégulièrement, en même temps qu'elle contracta l'habitude de boire de l'eau-de-vie. Un petit verre à peu près tous les jours, voilà ce qu'elle avoue. Il y a cinq mois, étant au sixième mois de sa grossesse, elle eut une diarrhée forte avec coliques et pendant plusieurs jours fut alitée. Depuis il y a des alternatives de diarrhée et de constipation. Les selles ne furent sanguino- lentes qu'au début, pendant deux jours. Les selles ne furent jamais riziformes ni lavure de chair, mais très-fétides et lientériques. La malade dut cesser un essai d'allaitement faute de lait. La malade est, à son entrée, très-pâle et très- maigre malgré le bon appétit et la facilité apparente de la digestion. Le ventre un peu météorisé ne présente ni ascite, ni aucune tumeur. Rien aux poumons, battements cardia- ques réguliers ; pas d'hypertrophie ; un souffle doux au cou et apyrexie complète. La matité hépatique mesurée par la percussion donna les résultats suivants :

> Sur la ligne axillaire.......... 0^m06
> Sur la ligne du mamelon....... 0^m045.

Le 25 octobre, la diarrhée persiste toujours, irrégulière du reste, malgré le régime approprié, les astringents administrés par diverses voies. La malade s'affaiblit et l'appétit commence à faire de plus en plus défaut.

La mort eut lieu le 13 novembre sans accès de fièvre, sans que jamais les sclérotiques fussent jaunes.

L'autopsie faite minutieusement nous donna une émacia- tion extrême, rien dans les poumons du reste. La muqueuse gastro-intestinale ne présente aucune ulcération. Les reins décolorés ne présentent ni granulations ni bosselures. Les deux substances ont leurs proportions et leur conformation normales.

Le foie, diminué de volume et très-pâle, est tellement ramolli qu'il s'affaisse sur lui-même ; sa substance ne résiste pas à son poids et se laisse écraser comme celle d'un fromage mou.

A la coupe, on reconnaît cet état graisseux généralisé et l'anémie générale de ce tissu. En multipliant les coupes du tissu hépatique, on ne peut nulle part recueillir une gouttelette de sang sur le scalpel.

Cette jeune femme ayant eu le goût de l'eau-de-vie au début de son affection; pendant sa grossesse, on pouvait bien attribuer ses accidents à une affection du foie, mais à une sclérose de cet organe, lésion habituelle des buveurs d'eau-de-vie. L'absence d'ascite ne suffirait pas à contredire absolument le diagnostic, puisque les auteurs contiennent des observations de cirrhose sans ascite. J'ai eu l'occasion moi-même d'observer cette particularité. J'insiste sur ce fait pour affirmer que l'examen du foie a été complet, et nulle part nous n'avons trouvé de sclérose, partout le ramollissement, la pâleur, l'état exsangue ! La diarrhée, qui a persisté plus ou moins intense tout le temps de la maladie, m'a obligé aussi à faire une recherche sérieuse des lésions possibles de la muqueuse gastro-intestinale. Il n'y avait pas d'ulcération de cette tunique. J'insiste sur la lientérie constante dans ces deux cas d'anémie pernicieuse et l'état graisseux du foie, très-ramolli.

Observation d'ictère spasmodique. — Un savant professeur insiste sur ce fait, qu'au début de l'ictère survenu brusquement le foie est augmenté de volume. Bien plus, des expériences sur l'animal jettent une grande clarté sur la pathogénie. A l'aide d'injections veineuses irritantes on amène l'arrêt brusque du cœur, et l'on constate l'élévation de pression dans la veine cave inférieure, la turgescence correspondante des veines hépatiques, d'où ictère et augmentation de volume du foie. L'observation suivante mérite d'être si-

gnalée comme confirmant une théorie que je ne me permet-
trai pas de juger.

Le 15 novembre 1881, je reçus une bonne d'enfant de
21 ans, atteinte d'ictère depuis un mois. Cette jeune fille
bien portante, bien réglée, exempte de leucorrhée, se portait
bien avant une émotion très-vive. Un mois avant son entrée,
le 15 octobre, elle portait l'enfant de 4 mois à elle confié,
lorsqu'elle fit une chute en quittant le tramway. Elle éprouva
un vif. saisissement et devint immédiatement jaune. Elle
veut travailler le lendemain, malgré un brisement général et
la céphalalgie, mais elle est prise de frissons qui la forcent
de s'aliter. Son état de faiblesse persistant, elle entre le
15 novembre. Ictère très-intense. Le foie un peu volumineux
dépasse les fausses côtes de deux travers de doigt, et n'est
pas douloureux à la pression ; anorexie, pas de vomissements,
diarrhée avec selles fétides. Pâleur et maigreur. Rien aux
poumons, rien au cœur, dont les pulsations ne sont pas ra-
lenties malgré l'ictère. Bruit de diable très-accusé au cou,
céphalalgie très-intense. Pas d'hémorrhagies spontanées,
l'urine jaune devient verte par l'acide nitrique. Pas d'hyper-
esthésie ovarienne, ni de troubles de la sensibilité générale
ou spéciale. En résumé, anémie, ictère très-intense, augmentation de volume du foie. La lientérie persista, ainsi que
l'inappétence pour la viande : traitement habituel de l'anémie
et quelques douches froides.

Le 9 décembre, la malade commence à se lever et mange
avec appétit. A son départ, le 28 décembre, le teint s'est
éclairci ; au bruit de diable a succédé un souffle doux très-
léger, le volume du foie est redevenu normal, toutes les fonctions sont rétablies. L'étiologie de l'ictère spasmodique, celle
de certaines anémies accidentelles survenant par émotion

morale , trouvent dans ce fait une démonstration observée chez une jeune fille à la fois sincère et intelligente. Je soulignerai en passant la présence de la lientérie chez cette jeune ictérique, lientérie qui persista plusieurs semaines, mais céda alors que les fonctions hépatiques se rétablirent.